BEI GRIN MACHT SICH IHR WISSEN BEZAHLT

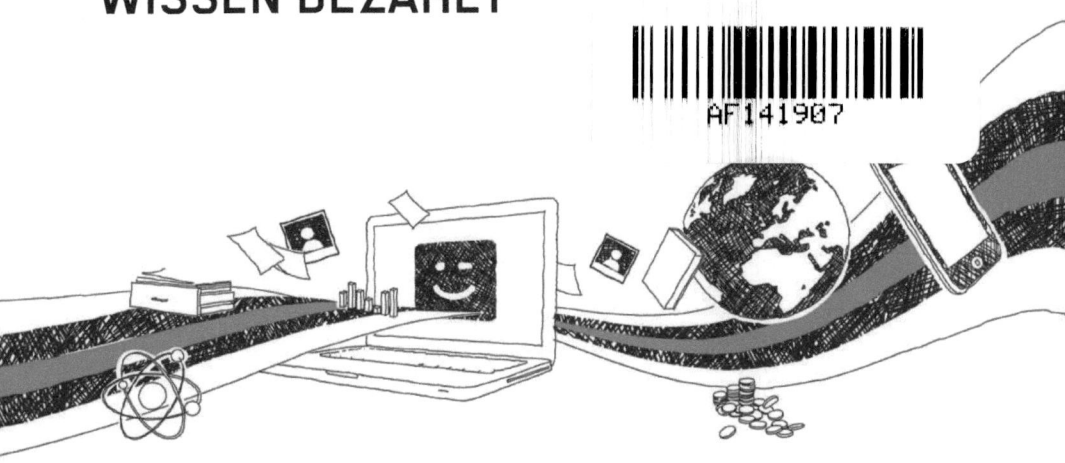

- Wir veröffentlichen Ihre Hausarbeit,
  Bachelor- und Masterarbeit

- Ihr eigenes eBook und Buch -
  weltweit in allen wichtigen Shops

- Verdienen Sie an jedem Verkauf

Jetzt bei www.GRIN.com hochladen und kostenlos publizieren

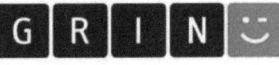

Die Rolle der Selbstwirksamkeit von Albert Bandura in der Ernährungsberatung

Anika Kretz

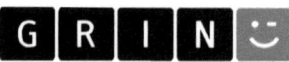

Bibliografische Information der Deutschen Nationalbibliothek:

Die Deutsche Nationalbibliothek verzeichnet diese Publikation in der Deutschen Nationalbibliografie; detaillierte bibliografische Daten sind im Internet über http://dnb.d-nb.de abrufbar.

ISBN: 9783346570635
Dieses Buch ist auch als E-Book erhältlich.

Druck und Bindung: Books on Demand GmbH, Norderstedt Germany
Gedruckt auf säurefreiem Papier aus verantwortungsvollen Quellen

Das vorliegende Werk wurde sorgfältig erarbeitet. Dennoch übernehmen Autoren und Verlag für die Richtigkeit von Angaben, Hinweisen, Links und Ratschlägen sowie eventuelle Druckfehler keine Haftung.

Das Buch bei GRIN: https://www.grin.com/document/1163992

Einsendeaufgabe

Fachmodul:	Psychologie des Gesundheitsverhaltens
Studiengang:	Ernährungsberatung
Datum Präsenzphase:	04.02.-06.02.19
Name, Vorname:	Kretz Anika
Semester:	**WS 18**

Inhaltsverzeichnis

1 Selbstwirksamkeit

1.1 Definition Selbstwirksamkeitserwartung

Die Selbstwirksamkeitserwartungen oder auch Kompetenzerwartung ist ein Konzept, das von Albert Bandura entwickelt wurde. Es beschreibt die Überzeugung eines Individuums Handlungen organisieren und ausführen zu können und beeinflusst, wie in verschiedenen Studien untersucht (Chambliss & Murray, 1979; Colletti, Supnick & Payne, 1985), maßgeblich das Ergebnis und den Erfolg einer Handlung. Menschen, die fordernde Situationen erfolgreich bewältigen und somit viele direkte Erfahrungen machen sind eher dazu geneigt, eine hohe Selbstwirksamkeitserwartung zu haben. Sie schreiben Erfolge ihren eigenen Fähigkeiten zu und besitzen eine positive Konsequenzerwartung. Diese Menschen neigen dazu, auch in Zukunft positive Erwartungen zu haben und infolgedessen auch positive Erfahrungen zu machen. Andere hingegen, welche eine niedrige Kompetenzerwartung aufweisen, begründen ihre Erfolge durch äußere Umstände oder „reines Glück". Sie vertrauen nicht auf ihre eigenen Fähigkeiten, woraus schließlich Misserfolge resultieren. (Pieter, 2018, S.84).

1.2 Fragebogen zum Ernährungsverhalten

Tab. 1: Itemanalyse der Skala zur spezifischen Selbstwirksamkeit zur gesunden Ernährung (modifiziert nach Pieter, 2018, S.91, zitiert nach Gölz et al., 1998, S. 29)

Ich bin mir sicher, mich auch gesund ernähren zu können, wenn:	Gar nicht sicher (1)	Eher unsicher (2)	Teils– teils (3)	Eher sicher (4)	Ganz sicher (5)
…ich im Restaurant bin.					
… ich allein bin.					
…es mir langweilig ist.					
…ich im Urlaub/ auf Ausflügen bin.					
…ich mir etwas Besonderes gönnen möchte.					
…ich Ärger habe.					
…ich deprimiert bin.					
…Wochenenden/Feiertagen sind.					
…ich Stress habe.					

…ich von Freunden/ Bekannten eingeladen bin.					
…ich enttäuscht bin.					
…auf einem größeren Fest (Hochzeit, Geburtstag) bin.					
…nervös bin.					
…ich nicht auffallen will.					
…sich jemand besondere Mühe beim Kochen gemacht hat.					
…ich keine Zeit habe, mich um Einkauf und Zubereitung zu kümmern.					
…ich Heißhunger auf etwas Bestimmtes habe.					
…es etwas Leckeres, aber Ungesundes gibt.					

Die in Abbildung 1 dargestellten Balkendiagramme zeigen die Ergebnisse einer von mir durchgeführten Studie. Dabei wollte ich herausfinden, wie meine Probandinnen ihre eigene Selbstwirksamkeit in Bezug auf eine gesunde Ernährung im Alltag einschätzen. Um den Begriff der Selbstwirksamkeit zu operationalisieren, verwendete ich den Fragebogen in Tabelle 1, welcher verschiedene, unterschiedlich stark herausfordernde Situationen, die das Einhalten einer gesunden Ernährungsweise möglicherweise erschweren

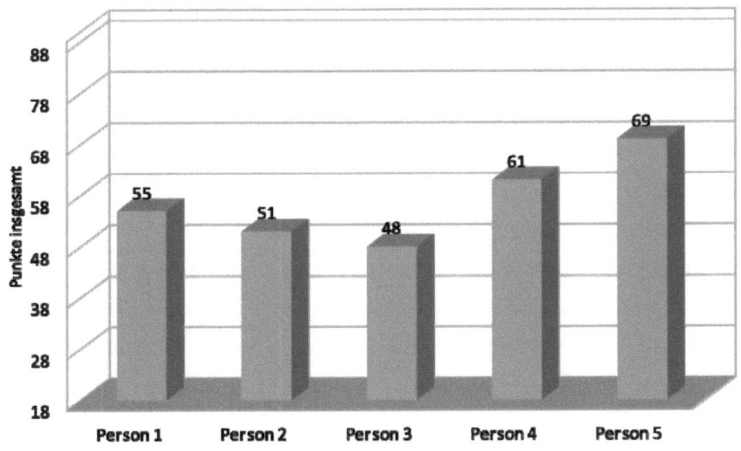

Abb. 1: Auswertung der Selbstwirksamkeitspunkte (eigene Darstellung)

könnten, enthält.

Fünf weibliche Personen im Alter zwischen 20 und 25 Jahren wurden dabei dazu aufgefordert jeweils einen Fragebogen auszufüllen, in dem die 18 Situationen aufgelistet waren. Sie sollten dann auf einer Skala von „Gar nicht sicher" bis „Ganz sicher" beschreiben, wie schwer sie es in den Situationen voraussichtlich haben würden, auf eine gesunde Ernährung zu achten. Dabei ging ich davon aus, dass die Selbstwirksamkeitserwartung proportional zur Einschätzung der von den Probanden erwarteten Sicherheit in den verschiedenen Situationen ansteigt, wodurch ich den Begriff der „Selbstwirksamkeitserwartung" operationalisiert habe.

In Abbildung 1 wurden die individuellen „Selbstwirksamkeitserwartungspunkte" zusammengezählt. Die Anzahl der Antworten mit „Gar nicht sicher" gab hier einen Punkt, „Eher unsicher" zwei Punkte, „Teils-teils" drei Punkte, „Eher sicher" vier Punkte und „Ganz sicher" fünf Punkte. Je höher der zusammengezählte Punktestand, desto höher die Selbstwirksamkeitserwartung in Bezug auf eine gesunde Ernährung trotz herausfordernder Alltagssituationen.

Probandin 5 sticht hierbei heraus, da sie mit insgesamt 69 Punkten die höchste Selbstwirksamkeitserwartung hat. Es ist wahrscheinlich, dass es ihr trotz einer Umstellung des Alltags eher gelingt, eine gesunde Ernährung beizubehalten als den anderen Probandinnen. Probandin 3 hingegen erreichte die niedrigste Anzahl der Punkte innerhalb meiner Stichprobe. Es ist anzunehmen, dass ihr bei Umstellung des Alltags die Beibehaltung des gesunden Ernährungsverhaltens wesentlich schwerer fällt als den Anderen. Probanden 1, 2 und 4 schätzten ihre Selbstwirksamkeit höher als Person 3, aber geringer als Probandin 5 ein.

Abschließend lässt sich sagen, dass alle Probandinnen eine gewisse Selbstwirksamkeitserwartung in Bezug auf die Fähigkeit sich im Alltag gesund zu ernähren haben. Mit der Mindestpunktzahl von 18 zu erreichenden Punkten, haben sich alle um mindestens 30 Punkte höher eingeschätzt. Dabei handelt es sich hier natürlich um eine Antizipation der jeweiligen Situationen, wodurch die tatsächliche Selbstwirksamkeit der Probandinnen in der Praxis deutlich von der Erwartung abweichen könnte. Da ich diese Studie nicht in der Praxis durchführen konnte, gehe ich von einer idealen Selbsteinschätzung der Probandinnen aus, was natürlich sehr wahrscheinlich nicht der Realität entspricht.

1.3 Studien Recherche

Tab. 2: Vergleich zweier Studien zur Selbstwirksamkeit (eigene Darstellung)

	Drohnke et al. (2006)	Schneider & Rief (2007)
Fragestel-lung(en)	Wie beeinflusst die Ergebnis- und Selbstwirksamkeitserwartung die Ergebnisse einer Rehabilitation nach einem Hüftgelenkersatz?	Führen Therapieerfolge in Schmerzbewältigung und Beeinträchtigung zur Steigerung der Selbstwirksamkeitserwartungen? Welchen relativen Beitrag leisten Erfolge in diesen Bereichen?
Stichprobe	1065 Patienten nach Hüftgelenkersatz	316 Patienten mit Somatoformer Schmerzstörung
Materialien/Test	Die Patienten füllten einen Fragebogen aus, welcher sich auf Alter, Geschlecht, Schmerzen, eingeschränkte ADL-Funktionen, Ergebnis- und Selbstwirksamkeitserwartungen, Depressivität und behandlungsbezogene Erfahrungen und dem körperlichen Zustand bezog.	Untersuchungen hinsichtlich Selbstwartungen, Schmerzbewältigungsstrategien, schmerzbedingter und allgemeinpsychischer Beeinträchtigung
Untersuchungs-design	Es handelt sich um eine multizentrische Längsschnittstudie. Die Studie wurde in 13 orthopädischen Reha Kliniken durchgeführt. Jeweils bei Reha-Beginn, am Reha-Ende und sechs Monate nach Entlassung füllten die Patienten einen Fragebogen aus.	Eine Feldstudie in der „Edertal Klinik", in welchen Untersuchungen bei Aufnahme und Abschluss einer stationären psychosomatischen Rehabilitation durchgeführt wurde. Bei Entlassung wurden die Personen zusätzlich mit direkten Therapieerfolgsratings befragt.
Hauptergebnis-se	Je positiver die Ergebniserwartungen und je höher ihre Selbstwirksamkeitserwartungen zu Reha-Beginn, umso bessere Reha-Ergebnisse (d.h. Geringere Schmerzen, weniger eingeschränkte Aktivitäten des täglichen Lebens) hatten die Patienten am Ende.	Bei Patienten mit somatoformer Schmerzstörung ändern sich Selbstwirksamkeitserwartungen in Abhängigkeit von Veränderungen der erlebten Beeinträchtigungen und Schmerzbewältigungsstrategien.

Beide Studien befassen sich mit dem Thema Selbstwirksamkeit. Die Studie von Drohnke, Müller-Fahrnow und Knäuper (2006), im Folgenden Text als „Studie 1" deklariert, untersucht, inwieweit die Selbstwirksamkeitserwartung die Ergebnisse einer Rehabilitation beeinflussen, wohingegen die Studie von Schneider und Rief (2007), im Folgenden Text als „Studie 2" deklariert, untersucht, inwiefern Therapieerfolge zu einer Steigerung der Selbstwirksamkeitserwartung führen.

Dabei ist die Größe der Stichprobe bei Studie 1 wesentlich größer als die Stichprobe der Studie 2. Zusätzlich handelt es sich bei Studie 1 um eine Längsschnittstudie, was bedeutet, dass dieselbe Stichprobe zu verschiedenen Zeitpunkten befragt wurde.

Die Daten der Probanden wurden mithilfe eines Fragebogens zu drei Zeitpunkten erfasst: Bei Beginn der Therapie, deren Abschluss und 6 Monate nach Entlassung. Bei Studie 2 wurden hingegen nur zu Beginn und Abschluss der Rehabilitation Daten erfasst. Die Daten der ersten Studie wurden in insgesamt 13 orthopädischen Rehabilitations-Kliniken erhoben. Die Untersuchungen von Studie 2 hingegen fanden an nur einem Ort, der Edertal Klinik statt. Dies lässt darauf schließen, dass es sich bei Studie 1 um die Aussagekräftigere der beiden Studien handelt.

Die Ergebnisse in Studie 1 zeigten, dass Ergebniserwartung und tatsächlich erreichte Ergebnisse eine positive Korrelation aufweisen. Das bedeutet, dass die Psyche eine entscheidende Rolle bei der Rehabilitation spielt: Je positiver die Ergebniserwartungen und je höher ihre Selbstwirksamkeitserwartungen zu Reha-Beginn, desto bessere Reha-Ergebnisse konnten die Patienten am Ende aufweisen. Auch in Studie 2 zeigten die Ergebnisse einen Zusammenhang von Selbstwirksamkeitserwartung und tatsächlich erreichten Ergebnissen: Die Selbstwirksamkeitserwartungen änderten sich in Abhängigkeit von den erlebten Beeinträchtigungen und Schmerzbewältigungsstrategien.

Abschließend lässt sich sagen, dass zum einen die Selbstwirksamkeitserwartung eine enorm wichtige Rolle für einen erfolgreichen Rehabilitationsprozess darstellt und zum anderen die Ergebnisse einer Rehabilitation große Auswirkung auf die zukünftige Selbstwirksamkeitserwartung haben. Daraus lässt sich schließen, dass positive Erfahrungen sehr hilfreich sein können, um, durch die damit gesteigerte Selbstwirksamkeitserwartung, auch in Zukunft wieder positive Erfahrungen machen zu können.

2   Ernährungsverhalten

In der Literatur gibt es unterschiedliche Definitionen des Ernährungsverhaltens:

„Das Ernährungsverhalten umfasst die Gesamtheit aller Handlungen des Menschen, die auf die Befriedigung seiner Ernährungsbedürfnisse gerichtet sind. Ihm liegen psychische Widerspiegelungs-, Entscheidungs- und Bewertungsprozesse zugrunde. Das Ernährungsverhalten ist gesellschaftlich-historisch bedingt und bildet sich im dialektischen Verhältnis von biologischen, sozialen und ökonomischen Bedingungen heraus. Hunger, Durst und Appetit werden wahrgenommen als Nahrungsbedürfnis, das aus dem biologisch bedingten Bedarf an Energie, Nährstoffen und Flüssigkeit resultiert und im Ernährungsverhalten entsprechend den objektiv vorhandenen materiellen Möglichkeiten, situativen Einflüssen, subjektiven Vorstellungen, Interessen, Einstellungen und Kenntnissen sowie anderen psychischen Eigenschaften befriedigt wird." (Friebe, Möhr, Schober & Arlt, 1984).

„Es ist die Gesamtheit geplanter, spontaner oder gewohnheitsmäßiger Handlungsvollzüge von Individuen oder sozialen Gruppen, mit denen Nahrung beschafft, zubereitet, verzehrt und nachbereitet wird. Dabei umfasst das Ernährungsverhalten sowohl Einflussfaktoren als auch Auswirkungen aus den Dimensionen Gesundheit, Umwelt, Gesellschaft und Wirtschaft entlang der gesamten Produktkette von Lebensmitteln." (Institut für Ernährungsverhalten, 2010, in Anlehnung an Oltersdorf, 1984, S. 189 & Leonhäuser et. al. 2009, S. 20).

Wie hier erkennbar ist, gibt es zwar unterschiedliche Definitionen des Begriffs „Ernährungsverhalten", doch sind sich die Experten dennoch darüber einig, dass es sich dabei um eine menschliche Handlung handelt, die von verschiedensten Faktoren bedingt und beeinflusst wird. Somit sprechen wir bei „Ernährungsverhalten" von einem zielgerichteten Verhalten.

Nach Jaromin-Bowe (2015, S.61) entsteht unser Ernährungsverhalten einerseits durch innere Signale, welche der Körper sendet. Dazu zählen Hunger, Durst, Sättigung und Sattsein. Auch äußere Einflüsse wie die Erziehung, die Medien, die Kultur, die Religion oder die Umwelt spielen eine wichtige Rolle. Die eigene Wahrnehmung und die Erfahrungen eines Jeden bestimmen unsere individuelle Vorstellung von Essen.

Im Säuglingsalter werden wir also nur durch innere Signale wie Hunger oder Durst gelenkt, je älter wir werden, desto mehr spielt unsere Erziehung, die Kultur, also allgemein die Erfahrungen, die wir machen eine Rolle. Unser Ernährungsverhalten ist eine Art Konditionierung, welche sich bei allen Menschen anders ausprägt: Manche Menschen sind darauf konditioniert zu essen, wenn es ihnen schlecht geht oder sie Langweile haben. Andere hingegen, sind darauf konditioniert, 3 Mahlzeiten pro Tag zu essen - egal wie sie sich fühlen. Es sind Gewohnheiten, die wir uns aneignen, welche bestimmen wie und was wir essen.

Die Techniker Krankenkasse beschäftigte sich 2017 in einer Studie mit dem Ernährungsverhalten der deutschen Bevölkerung.

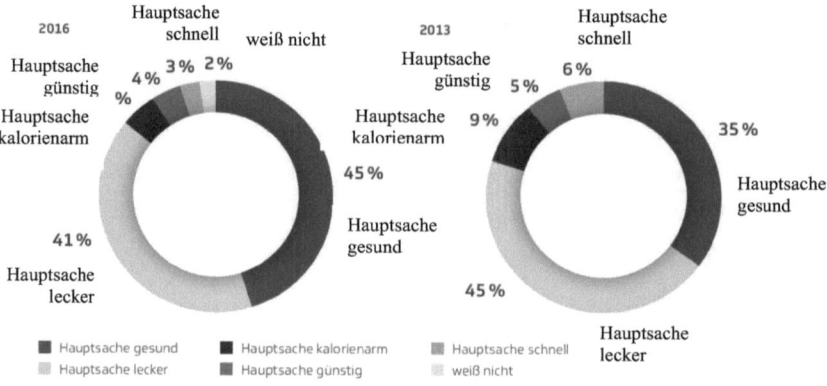

Abb. 2: Gesund essen in Deutschland. (TK-Studie „Iss was, Deutschland", 2017, S.6)

Worauf legen die Deutschen am meisten Wert, wenn es um die Ernährung geht? Mit dieser Frage beschäftigte sich die Umfrage, die in Abbildung 3 dargestellt ist: Fast die Hälfte der Menschen legt 2016 Wert auf gesunde Ernährung, in der Vorgängerstudie von 2013 waren es noch 35 Prozent. Man erkennt einen Wandel. Die gesunde Ernährung ist den Menschen heute wichtiger. Trotzdem gibt es noch viele Menschen, bei denen der Geschmack die Hauptrolle spielt: Ganze 41 Prozent finden es in erster Linie wichtig, dass das Essen schmeckt. Der Preis, die Kaloriendichte und die Zubereitungszeit scheinen nur für eine geringe Anzahl der Befragten eine wichtige Rolle zu spielen. Trotzdem die Menschen immer mehr Wert auf Gesundheit legen, schätzt sich fast jeder Zweite als übergewichtig ein.

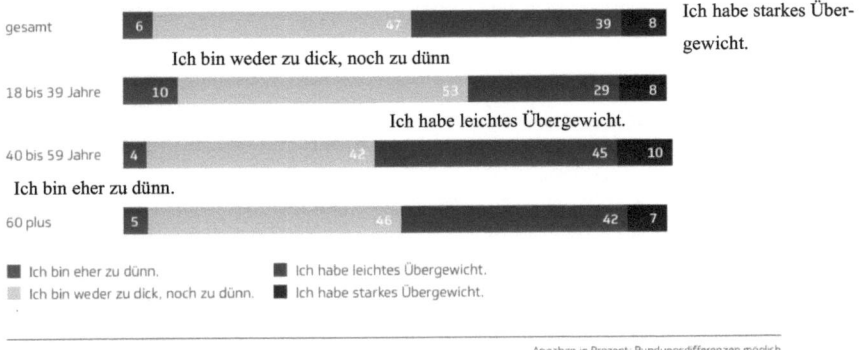

Abb. 3: Einschätzung des Gewichts der Deutschen (TK-Studie „Iss was, Deutschland", 2017, S.48)

In Abbildung 5 erkennt man, dass je schlechter der Gesundheitszustand der Deutschen, desto höher der Anteil der Über- und Untergewichtigen, man kann also daraus schließen, dass beides schlecht für die Gesundheit ist.

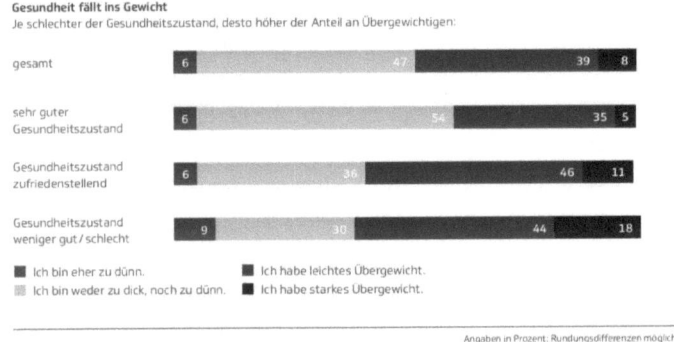

Abb. 4: Gesundheitszustand und Anteil der Übergewichtigen (TK-Studie „Iss was, Deutschland", 2017, S.49)

Folgen von falscher Ernährung sind unter anderem Übergewicht und Adipositas, welche oft einhergehen mit Erkrankungen und Beschwerden wie Diabetes Mellitus, Fettstoffwechselstörungen, Gicht, Bluthochdruck, Koronare Herzkrankheiten, Schlaganfälle, Herzinsuffizienz und Atemnot. Auch Psychosoziale Konsequenzen wie Depressivität,

Ängstlichkeit, soziale Diskriminierung oder Selbstwertminderung sind nicht selten. (Deutsche Adipositas Gesellschaft [DAG], 2014).

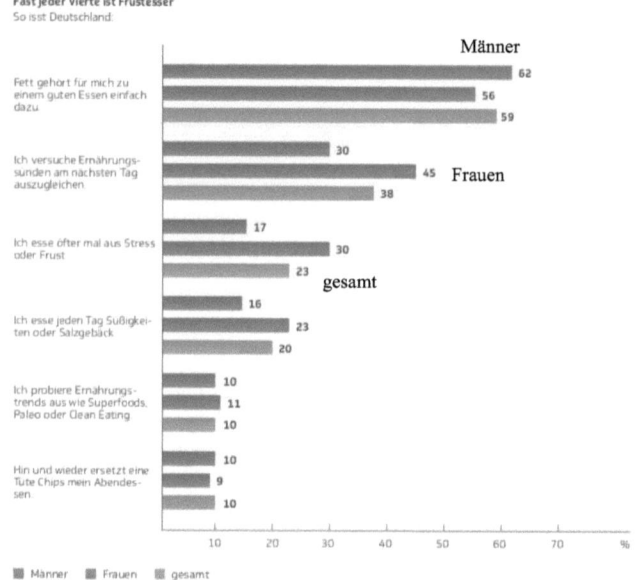

Abb. 5: Ernährungsverhalten der Deutschen (TK-Studie „Iss was, Deutschland", 2017, S.18)

In Abbildung 6 wurde untersucht, wie und warum die Deutschen essen. Das Diagramm zeigt, dass jeder Vierte zu den Menschen zählt, die aus Frust essen, was bedeutet, dass viele Menschen beim Essen nicht mehr auf ihren Körper, also das Hungergefühl hören, sondern stattdessen der Gefühlszustand eine übergeordnete Rolle spielt.

Es gibt verschiedene Präventions- und Interventionsprogramme zur Reduktion von Gesundheitsrisiken, um die Zahl der übergewichtigen und adipösen Menschen zu verringern. Ein Beispiel wären Aufklärungsarbeiten in Kindergärten (Wartha, Kobel, Lämmle, Mosler & Steinacker, 2016, S.65-72.). Durch die Entwicklung eines kindgerechten Gesundheitsförderungsprogrammes wird Kindern schon früh ein gesunder Lebensstil nahegelegt, was zu einer Reduktion des Gesundheitsrisikos führt.

Aufgrund der digitalen Entwicklung, sind immer mehr Menschen dazu in der Lage, ohne großen Aufwand an Informationen im Bereich Ernährung zu kommen.

Die Deutsche Gesellschaft für Ernährung [DGE] diskutierte 2014 auf dem 51. Wissenschaftlichen Kongress, die Chancen und Risiken von Apps und Informationstechnologien des Ernährungsverhaltens. DGE Präsident Helmut Heseker meinte unter Anderem:

„Richtig eingesetzt können digitale Medien und Technologien die Ernährungskommunikation positiv unterstützen. Die Vielzahl der Informationen und Quellen erschweren es dem Verbraucher jedoch zunehmend, die Qualität der Informationen einzuschätzen." Um Verbrauchern einen Anhaltspunkt zu geben, veröffentlichte die DGE 2017 die überarbeiteten „10 Regeln für gesunde Ernährung" und versucht damit die Gesellschaft weiterhin aufzuklären und Gesundheitsrisiken zu reduzieren. Laut DGE sollte man die Lebensmittelvielfalt genießen und überwiegend pflanzliche Lebensmittel konsumieren. Mindestens 3 Portionen Gemüse und 2 Portionen Obst sollten am Tag gegessen werden. Bei Getreideprodukten wie Brot, Nudeln, Reis und Mehl ist die Vollkornvariante zu bevorzugen und Milchprodukte wie Joghurt und Käse sollten täglich konsumiert werden. Ein- bis zweimal pro Woche ist der Konsum von Fisch zu empfehlen und gesundheitsfördernde Fette wie Rapsöl und daraus hegestellte Streichfette sind zu bevorzugen. Vermeiden sollte man zuckergesüßte Lebensmittel und der Anteil an salzreichen Lebensmitteln sollte reduziert werden. Am besten sollte man mindestens 1,5 Liter Wasser oder ungesüßten Tee pro Tag trinken, sich regelmäßig körperlich betätigen und auf das eigene Gewicht achten. Bei der Zubereitung von Essen sollte man darauf achten, dieses schonend zuzubereiten und daraufhin achtsam zu essen und zu genießen.

Die 10 Regeln der DGE ähneln den Regeln der World Health Organisation [WHO], welche international agiert, sehr. Auch sie veröffentlichen regelmäßig den „Dietary Reference Intake" [DRI]. Zusammengefasst beinhaltet auch dieser jeden Tag Obst und Gemüse zu essen, den Zucker- und Salzkonsum zu reduzieren und mehr gesundheitsfördernde Fette zu konsumieren, um Folgen ernährungsbedingter Krankheiten wie Diabetes, Herzkrankheiten, Herzinfarkte und Krebs zu verhindern. (WHO, 2018).

Eine gesundheitsorientierte Beratung sollte sich möglichst an den Vorgaben der DGE und der WHO orientieren. Die Konsequenz für eine gesundheitsorientierte Beratung bei Adipösen ist laut der Deutschen Adipositas Gesellschaft [DAG] eine Reduktion des Verzehrs von Fett oder Kohlenhydraten oder Beidem. Auch eine Diättherapie mit Formulaprodukten wird zur Gewichtsreduktion empfohlen. (DAG, 2014, S.46).

Zusammenfassend kann man sagen, dass man falsche Ernährung möglichst vermeiden sollte, indem man sich möglichst an den Vorgaben der DGE und der WHO orientiert. In unserer Gesellschaft ist schon ein Wandel hin zur gesunden Ernährung zu erkennen, allerdings gibt es noch viele Menschen, die dennoch an ernährungsbedingten Krankheiten leiden, weil sie zu wenig über dieses komplexe Thema wissen. Viele befassen sich nicht ausreichend mit der Frage, was und warum sie essen, weswegen noch viel Aufklärungsarbeit geleistet werden muss, damit jeder versteht, was genau gesund ist und was nicht und wie man auf seinen Körper hört, anstatt zu essen, wenn man gestresst ist oder Frust empfindet. Die Aufgabe der Berater ist es also nicht nur, den Klienten Ernährungspläne auszuhändigen, sondern diese auch aufzuklären. Wenn Wissen über die Ernährung und das Ernährungsverhalten zur Allgemeinbildung wird, hat das nachhaltige positive Folgen und bekämpft das Problem der ernährungsbedingten Krankheiten in unserer Gesellschaft an der Wurzel.

3 Beratungsgespräch

3.1 Prozess der Verhaltensänderung

Nach dem Transtheoretischen Modell (Prochaska und DiClemente, 1982), gibt es fünf Stufen der Verhaltensänderung: Die Absichtslosigkeit, die Absichtsbildung, die Vorbereitung, die Handlung und die Aufrechterhaltung. Frau Müller befindet sich derzeit auf Stufe 2: Der Absichtsbildung. Sie ist unzufrieden mit ihrer Figur und möchte ihr Gewicht reduzieren, weiß jedoch noch nicht wie – sie hat keine konkreten Umsetzungspläne ist sich aber des Problems bewusst - sie befindet sich noch in der Phase des Wünschens. Sie lässt sich jedoch beraten, was darauf schließen lässt, dass sie in Erwägung zieht, ihr Verhalten innerhalb der nächsten sechs Monate zu ändern. Frau Müller muss den Entschluss zur Handlung fassen. Dafür muss sie die Opferrolle verlassen, lernen an ihre eigene Kompetenz zu glauben und realistische Ziele entwickeln.

Ein gesundheitspsychologisches Ziel, welches im Verlauf der Beratung während der Intentions- und Zielbildungsphase erreicht werden soll, ist die Bewusstmachung des Gesundheitsrisikos, welches aus einer fehlerhaften Ernährung resultiert. Frau Müller soll bewusstwerden, dass ihr Übergewicht eine Bedrohung ihrer Gesundheit darstellt und dies langfristig negative Folgen nach sich ziehen kann. Des Weiteren sollte ihr der Nutzen einer Gewichtsreduktion aufgezeigt werden - ihr muss klar werden, was eine höhere Lebensqualität für sie bedeutet, dass es mehr Vorteile als Nachteile gibt und sich der Aufwand für sie lohnt. Der Berater ist dafür zuständig, ihre Motive und Beweggründe herauszufinden und sie psychisch so zu stärken, dass sie selbst den nächsten Schritt gehen kann und dabei lösungsorientiert handelt. Sie sollte sich ihr Ziel genau erarbeiten und es dadurch visualisieren können. Der Berater hilft dem Klienten, psychische Widerstandsfähigkeit aufzubauen, indem er die internale Motivation des Klienten herausfindet und ihn darin bestätigt. Dadurch ist es dem Klienten möglich, eigene Erfahrungen zu machen und damit sein Selbstbewusstsein zu stärken sowie seine Selbstwirksamkeitserwartung zu erhöhen. (Pieter, 2018, S.188-191).

3.2 Rolle des Beraters

Der Berater spielt in einem Beratungsgespräch eine wichtige große Rolle. Es gibt Vieles zu beachten, wenn man ein erfolgreiches Gespräch führen will. Zum einen, sollte sich der Berater im Voraus immer auf die Beratung vorbereiten. Dazu gehören triviale Dinge wie ein gepflegtes Äußeres, eine ruhige, aber gewinnende Ausstrahlung und kompetentes Auftreten. Die mentale Vorbereitung auf das Kundengespräch ist auch sehr wichtig, der Berater sollte sich alle bereits gesammelten Informationen des Kunden nochmals vor Augen rufen und sich mithilfe dieser mental auf den Kunden einstellen. Gleichzeitig bereitet er alle für das Beratungsgespräch erforderlichen Unterlagen vor. Die Kontaktaufnahme sollte stets mit Blickkontakt, einem freundlichen Lächeln und einem angemessenen Händedruck erfolgen, wobei der Berater gerade am Anfang darauf bedacht sein sollte, eine möglichst positive Beziehungsebene aufzubauen. Dies erreicht er durch sogenanntes „Pacing". Er imitiert dabei die Mimik, Gestik, sprich die Körpersprache des anderen, um sympathischer zu wirken. Der Berater sollte außerdem ehrliches Interesse an seinem Gegenüber zeigen und aktiv zuhören, was wiederrum dazu dient, Rapport herzustellen und Vertrauen zu schaffen. Die Coaching-Haltung ist hierbei auch ein sehr wichtiges Tool: Wenn man den Klienten wertschätzt und zeigt, dass er schon Vieles richtig macht, schafft das weitere Vertrauen und Sympathie, die für den weiteren Verlauf der Beratung entscheidend sind. Um das Problem des Klienten effizient lösen zu können, ist es wichtig, viele verschiedene Informationen des Kunden zu erhalten: durch offene Fragen ermöglicht man dem Kunden, weit auszuholen und somit später eine spezifischere und effektivere Lösung anbieten zu können.

Indem der Berater mehr fragt als anleitet, wird der Klient Schritt für Schritt an die Selbstwirksamkeit herangeführt und er lernt, auch selbst tätig zu werden und nach Lösungen zu suchen. Die Ideen des Klienten sollten deswegen ernst genommen werden, um ihn noch mehr darin zu bestärken, selbst tätig zu werden. Natürlich sollen lebensnahe Anregungen und Hilfestellungen dabei helfen, dem Klienten den „richtigen" Weg zu weisen, dabei sollte der Berater den Klienten jedoch keinesfalls überreden, sondern vielmehr dem Klienten das eigene Potential und den Nutzen einer Verhaltensänderung aufzeigen. Der Klient sollte also Schritt für Schritt zur sogenannten „Compliance" geführt werden, was bedeutet, dass der Klient am Ende des Gesprächs Eigenaktivität ausdrücken sollte und bereit dazu ist, gesundheitsfördernde Maßnahmen umzusetzen.

Idealerweise treffen sich beide Parteien zum Schluss in der Mitte: Der Kunde fragt nach einer Lösung und ergreift somit Eigeninitiative und der Berater bietet ihm eine genau ihn zugeschnittene Lösung an, wodurch der Erfolg des Beratungsgesprächs garantiert ist. (Pieter, 2018, S.204 – 211)

3.3 Verlauf eines Beratungsgesprächs

Nach der freundlichen Begrüßung, etwas Small-Talk, um das Eis zu brechen und Pacing Methoden, um eine positive Beziehungsebene herzustellen, finde ich alles über die Kundin heraus, was im Fallbeispiel 1 steht. Nun stelle ich weitere offene Fragen, damit die Kundin ausholen muss und sie mir somit ihr wahres Motiv, ihren Schmerzpunkt verrät.

Berater: *„Wenn ich Sie richtig verstanden habe, Frau Müller, sind Sie heute hier, weil Sie Ihr Gewicht reduzieren wollen. Was hat Sie gerade heute dazu bewegt, den Schritt in unser Fitnessstudio zu gehen?"*

Kunde: *„Ich bin heute morgen seit Langem mal wieder auf die Waage gestiegen und habe die Zahl 88 gesehen. Als ich dann in den Spiegel sah, hat mir überhaupt nicht gefallen, was ich sah. Ich war noch nie zuvor so dick! Bis vor ein paar Jahren war ich noch sportlich und schlank! Damals fiel es mir nicht schwer, Treppen zu steigen oder in eine Größe 36 zu passen."*

Um nun ein Problembewusstsein bei ihr zu schaffen, lasse ich sie ihre Zukunft visualisieren, sollte sich nichts ändern. Danach formuliere ich die Frage um, um ihr positive Hin-Zu-Ziele klarzumachen, ihr den Nutzen klarzumachen und sie in eine positive Stimmung zu versetzen.

Berater: *„Was meinen Sie, würde passieren, wenn Sie nichts an ihrem Verhalten ändern?"*

Kunde: *„Ich habe Angst, dass ich dann immer weiter zunehme, ohne dass ich etwas dagegen tun kann! Ich weiß, wie gefährlich das ist, meine Mama leidet unter Bluthochdruck durch ihr starkes Übergewicht."*

Berater: *„Es ist super, dass Sie sich schon des Problems bewusst sind, leider gibt es da noch mehr Risiken: im Schlimmsten Fall eine Erkrankung an Diabetes Mellitus oder eines gestörten Fettstoffwechsels. Aber wenn wir das jetzt angehen, können wir diese Risiken maßgeblich reduzieren. Was würde sich denn für Sie verändern, sollten Sie ihr Wunschgewicht erreichen, wie würde sich das für Sie anfühlen?"*

Kunde: *„Ich könnte endlich vor dem Spiegel stehen und mich komplett wohl fühlen. Ich müsste mich nicht mehr im Schwimmbad in einem Bikini schämen und könnte wieder unbeschwerter Treppen steigen. Ich hätte wieder mehr Lebensqualität - außerdem wäre ich so ein Vorbild für meine Kinder, sich gesund zu ernähren und auf seinen Körper Acht zu geben."*

Da wir nun ein allgemeines Ziel haben, versuche ich herauszufinden, wie hoch ihre Selbstwirksamkeitserwartung ist, um sie entsprechend unterstützen zu können.

Berater: *„Das hört sich doch nach einem super Ziel an! Haben Sie denn schon einmal allein versucht abzunehmen?"*

Kunde: *„Ja, das habe ich, allerdings hatte ich innerhalb von kurzer Zeit Alles wieder drauf. Ich weiß nicht, ob ich es diesmal schaffe!"*

Die Kundin scheint eine niedrige Ergebniserwartung zu haben. Durch gezielte Fragen nach ihren Erfolgen, bringe ich sie dazu, wieder an sich selbst zu glauben.

Berater: *„Es gibt doch bestimmt Schwierigkeiten, die Sie schon einmal in Ihrem Leben gemeistert haben, richtig? Welche sind das?"*

Kunde: *„Na ja, ich habe früher regelmäßig Sport getrieben – und obwohl ich fast nicht trainiert hatte, bin ich einen Halbmarathon in einer super Zeit gelaufen! Ich wusste einfach, dass ich es schaffe – und ehe ich mich versah, war ich schon im Ziel!"*

Berater: *„Na also, dann wissen Sie ja, wie wichtig es ist an sich selbst zu glauben und eine positive Ergebniserwartung zu haben. Seien Sie sicher, das Wissen, dass Sie es schaffen werden, steckt noch in Ihnen. Sie müssen es nur wiederfinden. Glauben Sie, Sie können es schaffen, wenn Sie voller zuversichtlicher Gedanken sind?"*

Kunde: *„Ja, ich glaube ich schaffe das!"*

Die Kundin ist nun bereit, ihr Ziel zu spezifizieren: mithilfe der SMART-Formel versuche ich ihr allgemeines Ziel in realistische Teilziele umzuformulieren. Außerdem lasse ich der Kundin die Entscheidungsfreiheit, so wird sie Selbstwirksam und ist Zielorientiert.

Berater: *„Klasse! Welches ist denn ihr Wunschgewicht und in welchem Zeitraum gedenken Sie dieses zu erreichen?"*

Kunde: *„Mein Wunschgewicht wären 65kg, dies würde ich gerne in sechs Wochen erreichen."*

Berater: *„Da muss ich Sie leider enttäuschen, Frau Müller, 23kg innerhalb von sechs Wochen abzunehmen ist ein ziemlich unrealistisches Ziel. Selbst wenn Sie so viel innerhalb von so kurzer Zeit abnehmen würden, hätten Sie diese Kilos nach kurzer Zeit wieder drauf. Wir wollen den Jojo-Effekt vermeiden, was bedeutet, dass Sie sich Teilziele setzen sollten und so ihr Essverhalten Schritt für Schritt ändern sollten. So halten Sie die Umstellung auch langfristig durch und nehmen nicht wieder zu. Realistisch wäre eine Abnahme von durchschnittlich 2kg pro Monat."*

Kunde: *„Hmm, na gut. Das hört sich schon vernünftig an, ich habe es leider nicht so mit der Geduld, aber damit wäre ich auch einverstanden - immerhin nehme ich ja trotzdem ab."*

Berater: *„Super. Dann peilen wir mal als Teilziel an, dass Sie 4kg innerhalb von 2 Monaten abnehmen. Wissen Sie schon, wie sie das Ziel erreichen könnten?"*

Kunde: *„Für Sport habe ich absolut keine Zeit mehr seit die Kindern da sind, mit einer Ernährungsumstellung könnte ich mich jedoch anfreunden. Ich denke, ich könnte zukünftig auf Naschen abends vor dem Fernseher verzichten und regelmäßiger frisch kochen, statt mir in der Stadt schnell was mitzunehmen. Ich möchte regelmäßiger und gesünder essen."*

Berater: *„Da haben Sie ja schon viele gute Ideen! Fassen Sie ihren Zielwunsch noch einmal für mich zusammen."*

Kunde: *„Innerhalb der nächsten 8 Wochen möchte ich 4kg abnehmen, indem ich dreimal am Tag esse und regelmäßig frisch koche. Ich möchte nicht mehr vor dem Fernseher naschen und darauf hinarbeiten, mich sichtlich wohler in meinem Körper zu fühlen."*

Ich frage nun nach ihren Sozialkontakten, das diese meist einen großen Teil zum Erfolg einer Gewohnheitsänderung beitragen. Die Kundin überlegt hier, wie sie ihre neuen Gewohnheiten in den Alltag integrieren kann.

Berater: *„Wer meinen Sie, könnte Sie dabei unterstützen ihr Ziel zu erreichen?"*

Kunde: *„Mein Mann macht bestimmt mit, er ist ein hervorragender Koch und würde die gemeinsame Zeit bestimmt genießen. Vielleicht schaffe ich es ja auch, meine Mama mit ins Boot zu holen, dann helfe ich ihr gleichzeitig mit ihren eigenen Gewichtsproblemen."*

Berater: *„Was ich Ihnen auch empfehlen kann, ist einen Handlungsplan zu erstellen, sodass Sie eine Routine entwickeln und sich die neuen Gewohnheiten festigen."*

Kunde: *„Ja! Super Idee! Freitags haben mein Mann und ich Zeit, da könnten wir zusammen für die ganze Woche einkaufen gehen. Das ist ja schon die halbe Miete, denn dann muss ich das gesunde Essen nur noch zubereiten – und fertig!"*

Ich stelle die Kundin auf ein paar Barrieren ein, um sicherzustellen, dass sie trotz Schwierigkeiten auf dem Weg bleibt und somit eine höhere Chance auf Erfolg hat. Zum Schluss erscheint mir die Kundin motiviert, gut informiert und handlungsbereit, sie hat das Rubikon überschritten und würde am liebsten sofort beginnen.

Berater: *„Stellen Sie sich auch auf ein paar schwierige Situationen ein: Was machen Sie zum Beispiel, während Sie auf der Arbeit sind und Mittagspause haben? Oder wenn Sie zwischendurch Gelüste oder Hunger bekommen? Es ist gut sich auch Gedanken, um solche Situationen zu machen, dann trifft es Sie nicht unvorbereitet und Sie können ganz einfach damit umgehen."*

Kunde: *„Ich fange mit Vorkochen an! Ich habe zuhause noch Tupperware von der letzten Tupperparty, damit kann ich ganz leicht mein Mittagessen transportieren. Zwischendurch habe ich gerade keine Ideen, haben Sie ein paar Tipps?"*

Berater: *„Schmeckt Ihnen Magerquark oder Naturjoghurt? Sie könnten diese mit Beeren mischen und hätten so einen guten Ersatz für Süßigkeiten. Wenn Sie nur etwas zum Kauen benötigen, können Sie auch immer auf Rohkost zurückgreifen. Sie können sich auch ganz einfach eine Frucht wie zum Beispiel einen Apfel genehmigen, Früchte stillen nämlich den Süßhunger, ohne dass Sie davon 10 essen könnten."*

Kunde: *„Perfekt! Ich habe ein sehr gutes Gefühl bei dieser Sache und kann es gar nicht erwarten, anzufangen!*

4 Literaturverzeichnis

Chambliss, C. & Murray, E. (1979). Efficacy attribution, locus of control, and weight loss. Cognitive Therapy and Research, 3, S. 349-353.

Colletti, G., Supnick, J. A. & Payne, T. J. (1985). The smoking self-efficacy question-naire(SSEQ): Preliminary scaled evelopment and validation. Behavioural Assessment, 7, 249-260.

Deutsche Adipositas-Gesellschaft e.V. [DAG] (2014), S.46. *Interdiszuplinäre Leitlinie der Qualität S3zur „Prävention und Therapie der Adipositas ".* Zugriff am 15.02.19. Verfügbar unter: https://www.adipositasgesellschaft.de/fileadmin/PDF/Leitlinien/S3_Adipositas_Prae vention_Therapie_2014.pdf

Deutsche Gesellschaft für Ernährung e. V. [DGE] (2014). *Ernährung in der Informationsgesellschaft.* Zugriff am 02.02.2019 unter https://www.dge.de/presse/pm/ernaehrung-in-der-informationsgesellschaft/

Deutsche Gesellschaft für Ernährung e. V. (2019). *Vollwertig essen und trinken nach den 10 Regeln der DGE.* Zugriff am 02.02.2019. Verfügbar unter: https://www.dge.de/ernaehrungspraxis/vollwertige-ernaehrung/10-regeln-der-dge/

Drohnke B., Müller-Fahrnow W. & Knäuper B. (2006). *Der Einfluss von Ergebnis- und Selbstwirksamkeitserwartungen auf die Ergebnisse einer Rehabilitation nach Hüftgelenkersatz.* Sonderdruck aus: Zeitschrift für Gesundheitspsychologie, 14 (1), 11-20.

Epstein, L.H., Leddy, J.J., Temple, J.L. & Faith (2007). *Food reinforcement and eating: a multilevel analysis.* Psuchological Bulletin, 133(5), 884-905.

Friebe D., Möhr M., Schober C. & Arlt H. (1984).*Zur Entstehung des Ernährungsverhaltens.* Zugriff am 15.02.19. Verfügbar unter: https://onlinelibrary.wiley.com/doi/abs/10.1002/food.19840280314

Max Rubner-Institut [MRI] (2010). *Definition von Ernährungsverhalten* (in Anlehnung an Oltersdorf (1984) S. 189 & Leonhäuser et. Al. (2009) S. 20.). Zugriff am 02.02.2019 unter https://www.mri.bund.de/de/institute/ernaehrungsverhalten/

Jaromin-Bowe, J. (2015). *E.L.A.N. Ernährungsbasics erLernen & Alltagstauglich Nutzen* (2. Aufl.). Dortmund: systemed verlag.

Pieter A. (2018). *Studienbrief Psychologie des Gesundheitsverhaltens* (rev.20.033.000). Saarbrücken: Deutsche Hochschule für Prävention und Gesundheitsmanagement.

Prochaska J.O. und Diclemente C. (1982). *Trans-Theoretical Therapy – Toward A More Integrative Model of Change*

Schneider J. & Rief W. (2007). *Selbstwirksamkeitserwartungen und Therapieerfolge bei Patienten mit anhaltender somatoformer Schmerzstörung (ICD-10: F45.4)* Sonderdruck aus: Zeitschrift für Klinische Psychologie und Psychotherapie, 36 (1), 46-56.

Techniker Krankenkasse (2017), "Iss was, Deutschland". Zugriff am: 15.02.19. Verfügbar unter:

https://www.tk.de/resource/blob/2033596/0208f5f5844c04abbbcbb1389872ee01/iss-was-deutschland-data.pdf

Wartha O., Kobel S., Lämmle O., Mosler S., Steinacker J.M. (2016) S.65-72. *Entwicklung eines settingspezifischen Gesundheitsförderprogramms durch die Verwendung des Intervention-Mapping-Ansatzes: „Komm mit in das gesunde Boot- Kindergarten"* Zugriff am 15.02.19. Verfügbar unter:

https://www.gesundesboot.de/fileadmin/Mediendatenbank_DE/Das_Gesunde_Boot/ Weiterfuehren-

de_Literatur/2016/Wartha_et_al.__2016__Entwicklung_eines_settingspezifschen_G esundheitsfoerderprogramms_durch_die_Verwendung_dem_IMA.pdf

5   Abbildungs- und Tabellenverzeichnis

5.1 Abbildungsverzeichnis

5.2 Tabellenverzeichnis